Dr Paul BORREIL

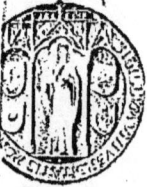

CONSIDÉRATIONS

SUR L'INTERNEMENT

Des Aliénés

Sénégalais

EN FRANCE

MONTPELLIER

G. Firmin, Montane et Sicardi

CONSIDÉRATIONS

SUR L'INTERNEMENT

DES ALIÉNÉS SÉNÉGALAIS

EN FRANCE

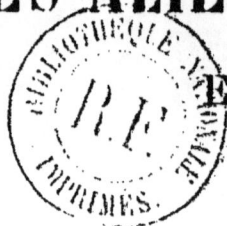

PAR

Paul BORREIL

DOCTEUR EN MÉDECINE

ANCIEN INTERNE DE L'ASILE DES ALIÉNÉS DE MARSEILLE

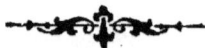

MONTPELLIER

IMPRIMERIE Gust. FIRMIN, MONTANE ET SICARDI

Rue Ferdinand-Fabre et Quai du Verdanson

1908

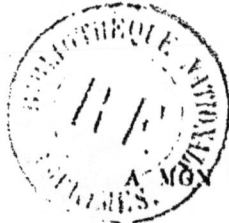

A MON PRÉSIDENT DE THÈSE

MONSIEUR LE PROFESSEUR GRASSET

CHEVALIER DE LA LÉGION D'HONNEUR

PROFESSEUR DE CLINIQUE MÉDICALE A LA FACULTÉ DE MÉDECINE DE MONTPELLIER

A NOTRE MAITRE

MONSIEUR LE DOCTEUR ALOMBERT GOGET

MÉDECIN EN CHEF A L'ASILE DE MARSEILLE

A TOUS CEUX QUI NOUS SONT CHERS

P. BORREIL.

AVANT-PROPOS

L'assistance aux malades a bénéficié en France depuis quelques années de progrès considérables. Assistance à domicile, assistance à l'hôpital, le pauvre, s'il n'a pu encore vaincre la misère, obtient du moins les secours médicaux qu'impose la maladie. Hôpitaux et sanatoria s'élèvent de plus en plus nombreux, de mieux en mieux aménagés. En un mot, le Français est assuré, s'il tombe malade, d'être secouru par la collectivité.

Ce qui se fait dans la mère-patrie se répète dans nos possessions d'outre-mer où fiévreux, contagieux, blessés, reçoivent dans des locaux spéciaux les soins que nécessite leur état.

Il est toutefois dans nos colonies une catégorie de malades, et ce ne sont pas les moins intéressants, qui paraissent ne pas participer à cette sollicitude et supportent le poids de nécessités économiques mal justifiées. Nous voulons parler des aliénés, et en particulier *des aliénés sénégalais*. Que de fois, pendant nos deux années d'internat à l'Asile de Marseille, nous a-t-il été donné d'assister à l'arrivée lamentable de ces convois de nègres, ahuris de leurs 8 à 10 jours de traversée, transis en quelque saison que ce soit, à peine habillés, souvent même camisolés, et liés comme des fous dangereux. Ces malheureux, dont nous ne connaissons pas le langage et qui ne comprennent pas le nôtre, dont les mœurs et la mimique même nous échappent complètement, nous arrivent bien portants et en peu de temps meurent épuisés.

Il n'est même pas possible en effet d'escompter en leur faveur l'efficacité du traitement, qui leur sera appliqué. Les chiffres sont là trop éloquents hélas ! et à ces infortunés s'applique la parole désolante inscrite au fronton de l'Enfer du Dante : « lasciate ogni speranza ».

C'est une civilisation mal comprise que celle qui arrache à leur pays des êtres inoffensifs et les envoie dans un climat totalement différent du leur, où ils vivront leurs dernières années, isolés de leurs compatriotes, soustraits à leur milieu, à leurs habitudes, à leur genre de vie, à leur soleil surtout.

Une telle situation est-elle imposée par quelque raison supérieure ?

Y a-t-il *impossibilité pour le Sénégal* de conserver et de soigner une catégorie de ses habitants ?

Y a-t-il du moins *avantage économique* pour l'administration de la colonie ?

Y a-t-il *intérêt surtout pour les malades* à être traités en France ?

CONSIDÉRATIONS

SUR L'INTERNEMENT

DES ALIÉNÉS SÉNÉGALAIS

EN FRANCE

PREMIÈRE PARTIE

L'ALIÉNATION CHEZ LES NOIRS DU SÉNÉGAL

CHAPITRE PREMIER

CONSIDÉRATIONS GÉNÉRALES

Les noirs confiés à l'Asile de Marseille sont en quantité infime, si l'on considère le chiffre de la population sénégalaise qui nous les fournit : 1.130.000.

De 1897 à 1907, 72 malades ont été évacués sur Marseille, soit comme moyenne par an et par 100.000 habitants : 0, 025. En France la proportion est de 13.5 pour 100.000, c'est-à-dire qu'elle est 510 fois plus considérable.

Il y aurait là cependant une illusion due à ce que dans les pays d'Orient l'aliéné n'est pas comme en France un objet de terreur pour son entourage; souvent au contraire il est considéré comme un ami de la divinité et l'objet d'un culte tout spécial.

A vrai dire, l'aliénation mentale chez les noirs n'est point aussi rare que nos chiffres sembleraient l'indiquer.

Ne viennent pas en effet à Marseille tous les Sénégalais, pour lesquels il est pris des mesures de séquestration. La véritable proportion par rapport au chiffre de la population est assez considérable. Si dans les grandes villes on peut à la rigueur connaître la plupart des aliénés, il n'en est pas de même en dehors de ces points où le plus souvent n'habitent même pas d'Européens.

On n'évacue qu'un très petit nombre d'aliénés, les dangereux à peu de chose près. Les autres demeurent en liberté dans les villages et vaguent dans la rue, la plupart du temps sans la moindre entrave ; on ne les soigne pas, on ne les surveille même pas, mais aussi on ne les maltraite pas, et si grave que soit le délit qu'ils commettent, ils sont pardonnés, et on n'attache aucune importance à leurs actes quels qu'ils soient : ils sont fous.

L'indigène, au reste, n'aime pas beaucoup qu'on séquestre ses aliénés : en cas de danger seulement, il se décide, et alors sans trop de difficulté, à prévenir les autorités.

Arrêtés par la police ou sur la demande des parents, les malades sont conduits tout d'abord dans les hôpitaux de Dakar, Gorée, Saint-Louis. Certains d'entre eux sont rendus à leur famille si celle-ci, présentant des garanties sérieuses de moralité, le demande et s'engage à surveiller le malade et à prendre la responsabilité de ses actes. D'autres ne présentant que des crises de folie très passagères (folie toxique, formes aiguës d'aliénation) sont mis exeat après retour à l'état normal ; certains, enfin, meurent à l'hôpital.

En définitive, ne sont évacués sur Marseille que ceux soupçonnés d'incurabilité ou pour lesquels un traitement prolongé paraît nécessaire.

Dans ces conditions les chiffres que nous donnons sont évidemment loin de représenter l'échelle de l'aliénation mentale chez les Sénégalais. Quelque imparfaite que soit notre statistique, elle est néanmoins de nature à créer chez nous cette conviction que les psychoses chez ces indigènes sont à un degré de fréquence infiniment moins élevé qu'elles ne le sont chez nous. Nos chiffres fussent-ils bien au-dessous de la réalité, l'écart avec ceux que donnent les statistiques de nos asiles est encore trop grand pour qu'ils ne portent pas avec eux une grande part de vérité. Sans doute les noirs ne provoquent des mesures d'internement qu'à l'égard de ceux de leurs aliénés que leur délire rend éminemment dangereux ; mais n'en est-il pas ainsi trop souvent dans nos régions, et n'attend-on pas pour le séquestrer que le malade ait commis un acte répréhensible ou dangereux ?

Au total, malgré les bases fragiles sur lesquelles s'appuient nos calculs, on peut dire que la folie au Sénégal est incomparablement moins répandue que dans nos pays d'Europe. Néanmoins il est à remarquer qu'à mesure que la civilisation pénètre dans ces pays, la sélection des aliénés du reste de la population s'impose de plus en plus. On cherche à les en séparer et à les traiter. C'est à cela qu'est dû justement le traité qui lie l'asile de Marseille avec le Sénégal et qui constitue la base de notre travail.

CHAPITRE II

ÉTIOLOGIE

Les considérations précédentes nous amènent à rechercher à quoi tient cette différence, et par suite à envisager la question d'étiologie.

D'une façon générale on peut dire que la fréquence des psychopathies est proportionnelle pour les pays à leur degré d'avancement dans *la civilisation*, pour les localités à l'importance de leur vie psychique, pour les classes sociales au développement et au fonctionnement de leur cérébralité. C'est à une conclusion analogue qu'est arrivé William White dans un travail récent. Il dit aussi que les troubles mentaux sont d'autant plus fréquents qu'on considère un point où la population est plus dense, la civilisation plus grande, la lutte plus âpre. La folie est due pour lui au peu de résistance d'esprits soumis à des préoccupations exagérées et son extension se fait suivant les mêmes voies et dans le même sens que la civilisation.

Les psychoses chez les noirs naissent sous des influences diverses dont nous ne retrouvons pas toujours l'équivalent en Europe. Le terrain cérébral n'est plus celui que nous observons chez nos malades ; il est moins vulnérable et ne réagit pas de la même façon. Nous délirons suivant nos habitudes psychiques, suivant nos dispositions naturelles : la folie des habitants des villes est loin de ressembler à celle des campagnards. C'est qu'en effet les mœurs, l'habitude, l'éducation, le genre de vie, la civilisation en un mot marquent d'une couleur particulière les déviations de l'état normal de nos facultés mentales. Dès lors nous ne serons pas surpris de voir les Sénégalais délirer d'une tout autre manière que l'Européen.

S'il est vrai, d'autre part, que la vie sédentaire, le séjour des grandes villes, les excès, le surmenage cérébral sont des facteurs puissants de troubles intellectuels, il faut bien reconnaître qu'ils ne sauraient entrer en ligne de compte que très accessoirement lorsqu'il s'agit d'une race chez laquelle la civilisation est encore à l'état d'ébauche.

Aux Sénégalais peuvent s'appliquer ces paroles de Moreau de Tours : « En Europe l'homme veut s'élever, » s'élever toujours.... Rien de semblable en Orient où » chacun, tout au présent, peu soucieux de l'avenir, se » tient dans les limites que le hasard de la naissance a » tracées autour de lui et que la religion lui a appris à » regarder comme sacrées. La civilisation est en effet » favorable au développement de l'aliénation mentale. A » mesure que l'on s'éloigne des milieux civilisés, la » nature devient agreste, la plaine déserte et inculte. Avec » le sol l'homme qui l'habite se réduit à son minimum » d'activité et s'abrutit ; les aliénés deviennent de plus en » plus rares parmi ces populations. N'a-t-on pas dit du » reste qu'il n'y a pas d'aliénés chez les sauvages ? »

En effet, la nature d'un *climat* où la température est uniformément chaude doit engourdir les fonctions nerveuses, et plonger l'indigène dans un état d'apathie morale et physique peu propice aux désordres cérébraux.

Les principales infections qu'on pourrait incriminer sont le paludisme et la syphilis. En ce qui concerne le paludisme, le noir est moins susceptible que nous à l'infection, contre laquelle il se vaccine vite, en quelque sorte.

La *syphilis*, d'autre part, frappe moins son cerveau qui travaille peu que ses autres organes. Cependant chez les noirs que l'on veut instruire, peut-être *l'excès de travail cérébral*, et il leur en faut peu, amène-t-il quelquefois des troubles cérébraux.

Ces courtes considérations sur l'influence restreinte de la syphilis sur la genèse des affections mentales des Sénégalais nous permettent d'expliquer l'absence de *paralysie générale* dans nos statistiques.

Les deux grands facteurs qui commandent l'étiologie tout entière de la paralysie générale, qui se retrouvent toujours et partout, et sans lesquels on ne peut l'expliquer de façon rationnelle et complète, sont : 1° la cérébralité, 2° l'infection (ordinairement la syphilis). C'est cette étiologie que Kraft-Ebing a résumée en deux mots saisissants : « Civilisation. — Syphilisation ». On peut en effet poser en règle que la fréquence de la paralysie générale est proportionnelle au degré de civilisation, de vie intensive, de cérébralisation. Par là on peut expliquer la rareté de la méningo-encéphalite diffuse dans une race où la syphilis est somme toute fréquemment observée. Cela tient sans doute à ce que, par suite de sa rudimentaire cérébralité, le noir ne peut faire encore qu'une syphilis osseuse, cutanée, grossière, celle que nous faisions sans doute nous-même autrefois (la paralysie générale était rare en Europe il y a un siècle), tandis que l'homme civilisé l'oriente tout naturellement vers les centres nerveux.

L'alcoolisme paraît peu fréquent. Ce fait est dû à une double cause : religion (la plupart sont disciples de Mahomet, et comme tels les liqueurs fermentées leur sont interdites) ; — éloignement des centres urbains.

Il est à remarquer que si l'on envisage *le sexe* de nos malades, pour 80 hommes internés à Saint-Louis, on ne compte que 21 femmes, et que chez les individus transférés à Marseille, le sexe masculin l'emporte encore presque de moitié sur le sexe féminin, 40 pour 22. C'est que l'indigène séquestre surtout l'aliéné dangereux, et à ce titre les mesures de rigueur deviennent plus rares à l'égard de la femme, qui, par son tempérament, est moins portée aux violences et dont il est aussi plus facile de se rendre maître.

———

CHAPITRE II.

FORMES OBSERVÉES

Ces quelques notions étiologiques nous permettront d'expliquer le peu de diversité des formes observées chez ces malades. Sur 72 individus traités à Marseille en dix ans, voici quels sont les diagnostics portés. (Ces diagnostics sont pour la plupart exactement semblables à ceux inscrits sur les certificats d'entrée : nous en verrons plus loin les raisons.)

Manie	aiguë	23
	intermittente	1
	religieuse	1
	du vol	1
	chronique	1
Mélancolie		12
Mélancolie religieuse		1
Folie des grandeurs		10
Délire des persécutions		6
Épilepsie		6
Alcoolisme		4
Folie érotique		1
Mutisme		1
Démence (?)		1
Imbécillité		2
Idiotisme		1

A noter que la *manie aiguë franche* est l'affection la
plus fréquemment observée chez les noirs. Il semble que
nous assistions chez eux à l'enfance de l'aliénation mentale, et en présence d'aliénés noirs nous pouvons sans
grand effort nous reporter au temps où l'homme non
encore civilisé ne produisait dans son délire que des formes élémentaires de folie. Un asile exclusivement com-
posé d'indigènes de l'Afrique Occidentale nous dirait ce
qu'étaient les fous au temps de la barbarie, alors que la
civilisation n'avait pas encore donné son empreinte au
délire et réalisé ces formes dégénératives qui frappent
aujourd'hui la plus grande partie de nos malades ; il est
certain par exemple que la manie pure devient une rareté
pathologique, alors que chez le noir elle représente
l'élément dominant dans la pathologie mentale.

Nous pouvons aussi observer quelques cas de *folie
religieuse*. Les Sénégalais sont en généralité sectateurs
de Mahomet, comme tels, fanatiques ; ce fanatisme reli-
gieux peut dans certaines circonstances devenir chez les
prédisposés l'occasion de troubles intellectuels.

Folie des grandeurs, délire des persécutions, étaient
faciles à prévoir chez une race primitive ahurie par les
transformations imposées par la civilisation européenne.
Le frottis de civilisation des noirs est tout en surface, ne
fait pas corps avec l'individu ; ils n'en sont pas imprégnés,
et il disparaît au premier choc avec la plus grande facilité.

Les cas d'*éthylisme* ne sont pas très nombreux encore,
ce qui est dû à la non-pénétration des Européens dans une
grande étendue de la colonie, peut-être aussi à la religion même pratiquée par la majorité des habitants.

DEUXIÈME PARTIE

EVOLUTION ET PRONOSTIC

Que deviennent en France ces aliénés dont la colonie nous confie le traitement? Quel bénéfice retirent-ils de cet exil forcé? Les chiffres vont d'abord répondre à cette question; il nous restera à les interpréter.

Sur 72 Sénégalais admis depuis 1897 à l'asile de Marseille, 3 sont sortis guéris, 38 sont décédés, 31 demeurent en traitement.

A quoi peut-on attribuer la rareté de ces guérisons ?
Quelle est la cause dominante de ces décès ?

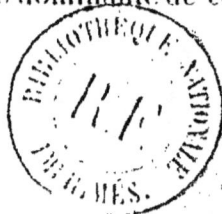

CHAPITRE PREMIER

ILS NE GUÉRISSENT PAS

Déjà surpris et irrités par les longues semaines vécues dans les cabanons de Saint-Louis, les aliénés sénégalais se voient tout à coup arrachés à leur pays, embarqués et enfermés dans la chambre de sûreté du navire qui doit les amener en France. A la moindre apparence de récrimination, ils sont camisolés. Hommes et femmes voyagent de concert sous la conduite d'un infirmier et de deux gendarmes indigènes. Après 8 ou 10 jours d'une traversée quelquefois accidentée, ils débarquent à Marseille. Ce voyage déjà pénible en lui-même et cette transplantation s'effectuent en n'importe quelle saison. Or, d'après Demker (Éléments d'anthropologie et d'ethnographie), les nègres du Sénégal souffrent déjà du froid quand le thermomètre descend à 20 degrés.

A leur entrée à l'asile, surprise immédiate pour ces malheureux dont tout vient brusquement heurter les habitudes : température, coucher, nourriture, milieu social nouveau.

Dès leur arrivée, ils sont placés dans un quartier d'observation, où ils ne font que passer, puis répartis dans les différents quartiers d'agités De ce moment, pour la plupart ils sont condamnés.

La haine existant le plus souvent entre eux, la variété

des formes extérieures qu'ils présentent, la différence de race ayant pour corollaire une différence de langage, leur petit nombre enfin, rien ne permet de les grouper dans une même division où à première vue il eût paru plus facile de les observer.

La répulsion d'autre part qu'ils inspirent aux malades tranquilles de race blanche, empêche de les répartir dans les premiers quartiers. Du reste, si, pour la plupart, les renseignements fournis nous les montrent comme peu dangereux, la difficulté qu'il y a de prévoir leur façon de réagir et la vivacité apparente de cette réaction obligeraient quand même à les mettre dans des quartiers d'agités.

Cette nécessité rend d'autant plus difficile leur observation et par suite leur traitement.

Le médecin ne peut observer avec fruit ces malades. Par suite, il lui est impossible d'établir un diagnostic. Il n'a à sa disposition comme tous renseignements que le certificat du médecin de la colonie, certificat dont les termes ne concordent pas quelquefois avec l'état du malade tel qu'il se présente à ses yeux. Il nous suffira pour le démontrer de nous reporter à l'observation 3 et de comparer :

| Certificat établi à Saint-Louis. — Démence. — Constamment couchée. — A des crises de mélancolie prolongée. | Etat de la malade à son arrivée à Marseille. — Ici ne demeure pas couchée même la nuit. — Parle sans cesse à voix haute et se livre à des danses bizarres, etc... |

En outre, rien n'indique au médecin la date à laquelle remontent les troubles mentaux. Or, il est de notion courante que plus la maladie mentale dure, et moins elle est curable. C'est dans le premier trimestre que les chances de guérison sont les plus grandes. Dès le second elles sont déjà deux fois moindres. Dans la deuxième année les chances tombent à environ un sixième du chiffre du premier semestre.

Les malades évacués sur Marseille ont déjà un long passé mental. Bien des jours, sinon des mois, se sont écoulés depuis le début de l'affection, avant qu'ait été prise à leur égard une mesure de séquestration. Internés dans les hôpitaux de la colonie, ils ont été soumis très justement à une observation plus ou moins longue. De plus, on a dû souvent attendre que le nombre de malades fût assez considérable pour justifier la formation d'un convoi. En définitive, chez les aliénés confiés à l'asile de Marseille, le début de l'affection remonte le plus souvent sinon toujours à plus de trois mois, quelquefois même à plus d'une année.

Ce ne sont plus des aigus qui nous arrivent, mais bien des *chroniques*, donc des *incurables*.

Après les avoir pour son édification personnelle maintenus quelques jours dans un quartier d'observation, le médecin se trouve très rapidement obligé de les en retirer. Ces malades, en effet, tranquilles ou agités, ont une attitude, un habitus extérieur différant totalement des autres malades ; ils sont une cause de répulsion et d'effroi pour les nouveaux entrants ; ils se refusent à tout examen et, par suite, constituent pour le quartier un élément de trouble et d'encombrement.

Les renseignements fournis par le personnel sont donc des plus importants et c'est bien plus par ces renseignements que par ses propres moyens que le médecin peut suivre l'évolution de ces aliénés.

Dans ces conditions, on le comprend, il ne peut qu'être

*difficile de se rendre compte d'une amélioration ou d'une
aggravation.* N'ayant aucun point de contact possible
avec les noirs, le médecin ne peut même connaître leur
degré d'intellectualité. Où commence pour eux et où finit
la débilité, puisque nous ne connaissons pas leur men-
talité moyenne? Nous n'avons, comme signe objectif,
que les actes. Or, l'automatisme, la répétition sont propres aux peuples primitifs; moins on est avancé dans la
civilisation et moins on a de gestes à sa disposition.

*Le médecin ne peut donc observer et porter un diag-
nostic.* Aussi, est-ce à dessein que le docteur Alombert,
médecin en chef de la section des femmes, se contente
pour certificat de quinzaine de faire transcrire les certificats d'entrée en y ajoutant seulement les quelques symp-
tômes objectifs qui l'ont frappé.

Tout essai de diagnostic étant impossible, on ne peut
non plus discerner le moment où l'amélioration serait suf-
fisante pour qu'on pût sans danger demander une mise
en liberté. Comment dire : ce malade est guéri, n'est plus
dangereux ni pour lui-même, ni pour la société et il peut
être rendu à la liberté ? Dans un récent convoi se trou-
vait une nommée K... (observation II) qui, d'après le
certificat médical, était dangereuse pour des enfants qui
s'amusaient à la poursuivre dans la rue. Cette malade a
sans doute traversé des périodes d'agitation violente
ayant nécessité l'internement. Depuis son entrée cependant elle s'est montrée calme et docile.

Ce calme est-il réel, est-il définitif, aucune idée déli-
rante ne subsiste t-elle sous ces allures tranquilles ? N'a-
vons-nous pas affaire à une persécutée dont l'agitation disparaît avec le voisinage ? Voilà une malheureuse con-
damnée de façon inévitable à finir ses jours à l'asile, ou
bien quelle responsabilité encourrait le médecin qui la

ferait relâcher ! Aussitôt revenue chez elle, elle retrouvera les mêmes enfants qu'elle accusait dans son délire de lui causer des désagréments ou de l'insulter, et les mêmes actes qui l'ont fait interner se reproduiront infailliblement (1).

Le plus souvent donc, *impossibilité de constater* et d'affirmer une guérison. Il n'est du reste même pas possible de faire bénéficier les Sénégalais de ces sorties d'essai, de ces congés qui sont pour le médecin autant de moyens d'éprouver la solidité de l'amélioration.

A cette difficulté de l'observation, à cette impossibilité du diagnostic vient tout naturellement se joindre l'*inefficacité de la thérapeutique*.

Le traitement moderne de l'aliénation mentale se résume en quatre points : isolement, thérapeutique psychique, thérapeutique physique, thérapeutique médicamenteuse.

Le premier moyen de lutte contre les psychopathies est l'*isolement*. Cet isolement médical est loin de ressembler à l'isolement absolu auquel sont condamnés les malades sénégalais. S'il est indispensable de soustraire le malade au milieu dans lequel il a créé son délire, il ne faudrait pas oublier cependant que la plupart des aliénés sont des désorientés et, comme tels, un exil forcé dans un pays où tout doit heurter leurs habitudes, ne peut qu'aggraver leur désorientation. Or, du jour même de leur départ pour la France, la famille et la colonie semblent se désintéresser entièrement du sort de ces infortunés. Jamais ils ne reçoivent de nouvelles des leurs,

_____

(1) Ces craintes n'ont plus d'objet, la malade étant décédée en octobre 1907, après onze mois de séjour à l'asile.

jamais le moindre renseignement sur leur état n'est demandé aux médecins de l'asile.

Cet isolement est d'autant plus absolu que les Sénégalais ne pourraient, même s'ils le voulaient, correspondre entre eux. Ils appartiennent à un grand nombre de races distinctes, si bien qu'on pourrait presque soutenir qu'il y a parmi eux autant de races que d'individus. De là découle que le médecin n'a même pas la ressource d'user à leur égard d'un interprète. Un sujet entrant avec le diagnostic de délire des persécutions, ne pourra, somme toute, jamais recouvrer sa liberté. Tous les malades présentant des troubles de l'idéation seront dans le même cas, le médecin ne pouvant qu'enregistrer leurs actes ; encore y a-t-il en l'espèce à craindre des erreurs formidables d'interprétation.

Thérapeutique psychique. — En présence d'un malade dont la raison est égarée, le médecin doit mettre au service de son art toute sa bienveillance et toute son énergie morale. Au moins faudrait-il pour cela que celui-ci pût prendre contact avec son malade et reconnaître son état mental. Nous l'avons vu, tout, dans le cas particulier, nous échappe de cet état mental.

On ne peut même faire participer les noirs aux fêtes données à l'Asile, à cause du désordre de leur tenue, de leur tendance au vol, de leur insociabilité, de l'impossibilité enfin où ils sont de prendre plaisir à ce qui distrait les autres malades.

Thérapeutique physique. — Tout essai d'hydrothérapie doit être abandonné; bains ou douches sont pour les noirs une cause de terreur telle que les phénomènes mentaux ne pourraient que s'aggraver d'une thérapeutique de ce genre.

Thérapeutique médicamenteuse. — Il est aisé de comprendre combien elle est plus impraticable encore, si possible, que les autres, les noirs s'opposant de façon systématique, violente même, à l'administration de toute préparation pharmaceutique. A peine peut-on recourir à leur égard, à la médication externe (injections, révulsion...) où le rôle personnel du malade est absolument passif. Tout ce qui nécessiterait la moindre bonne volonté est banni forcément de cette thérapeutique (potions, lavements). Le passage même de la sonde naso-œsophagienne donne lieu à des luttes dans lesquelles les troubles asphyxiques sont un tel danger qu'on hésite et qu'on recourt le moins souvent possible à ce mode d'administration des médicaments.

Ce qui est vrai pour l'observation mentale et l'inefficacité de tout essai thérapeutique ne l'est pas moins pour les affections physiques intercurrentes.

Il est admis de tout temps que l'aliéné apporte dans ses réactions, dans sa façon d'être un reflet de son éducation, un reflet de ce qu'il était à l'état normal.

Cet état de choses est porté au maximum chez les noirs, mais nous ne savons rien de ce qui constitue cet état normal, et bien des actes qui paraissent chez les blancs signes indiscutables de dérangement cérébral, ne peuvent être interprétés comme tels chez les sauvages. Un Européen refusera de coucher dans un lit ; nous chercherons la cause de ce refus, et le plus souvent nous la trouverons dans une illusion ou dans une hallucination. Il n'en est point ainsi chez le Sénégalais, lequel en cela ne fera que se conformer à la coutume de son pays.

Cette difficulté dans l'interprétation des actes ou des gestes de ces aliénés ne peut qu'amener des erreurs lamentables. Un malade arrive avec une fiche portant le

diagnostic de manie. Le médecin ne peut l'interroger, il
ne serait pas compris, le malade ne peut de son côté
montrer s'il se rend compte de la situation nouvelle qui lui
est faite, s'il sait qu'il est en France (connaît-il même
l'existence de cette France qui entend de cette façon le
·rôle de protectrice qu'elle s'est octroyé?)Peut-il au moins
se faire comprendre par gestes? hélas! la mimique de
ces peuplades est souvent tellement différente de la nôtre
que l'interprétation peut en être totalement erronée. Un
noir danse au milieu de la cour une bamboula désordon-
née avec contorsions bizarres, cris inarticulés. Est-il
agité? souffre-t-il? ou seulement adresse-t-il à son Dieu
quelque invocation parfaitement légitime? Est-il justicia-
ble du bain et des hypnotiques, ou doit-on respecter en
lui la liberté de conscience, la liberté du culte? L'observation III montre une malade dont l'agitation fait place
assez brusquement à un calme complet. Son allure devient
celle d'une déprimée qui s'isole en un coin et ne sort de
sa torpeur que pour prendre des attitudes de supplication
à l'endroit du médecin. Mais celui-ci veut-il l'approcher,
la malade redevient agressive, violente. L'autopsie fit
découvrir un énorme calcul du rein. Cette maniaque
n'était point devenue une mélancolique ; elle était seulement en proie à des crises de coliques néphrétiques et
son décès seul a pu montrer les raisons de cette apparence de transformation dans son état mental.

La difficulté même de tout examen somatique interdit
l'espoir de discerner le moment précis où l'affection
intercurrente aiguë s'est installée. On observe du reste
rarement ces débuts à grand fracas qui seuls imprime-
raient un examen rapide. Les noirs mangeant très irrégulièrement et montrant une préférence marquée pour la
nourriture volée à leurs voisins, on ne peut savoir s'il

survient des troubles de l'appétit, des modifications du tube digestif. Le personnel ne peut ou n'ose s'en assurer, il est très gêné vis à vis d'eux, n'ayant aucun point de contact, ne pouvant avoir aucune notion sur les sentiments de ces malades dont tout les éloigne.

C'est une notion générale que les aliénés même agités deviennent assez dociles quand ils sont affectés d'une maladie aiguë accidentelle et se prêtent assez bien au traitement. Chez les noirs rien de semblable; ils demeurent inaccessibles, car ils ne comprennent pas. Le maintien au lit, les soins thérapeutiques et hygiéniques, tout est pour eux une cause de révolte. Chez les agités, aucun traitement physique n'est possible; les autres, déprimés, gâteux pour la plupart, se refusent à tout examen et ne sortent de cette torpeur que pour des réactions violentes qu'on ne peut prévoir ni interpréter.

De tout ce qui précède, il ressort nettement que les aliénés sénégalais sont dans de déplorables conditions d'observation, de traitement et de soins, et que presque tous sont condamnés à finir leurs jours à l'Asile.

Cependant si nous nous reportons aux chiffres cités plus haut, nous constatons 3 *guérisons*. Sans discuter le point de savoir si ces guérisons sont apparentes ou réelles solidement établies ou temporaires, nous ferons remarquer qu'il s'agit dans les trois cas d'individus mâles, depuis longtemps européanisés (deux d'entre eux étaient tirailleurs, le troisième garçon de café). Il ne restait guère chez eux de sénégalais que leur acte de naissance et leur couleur; ils parlaient couramment la langue française, avaient pris toutes nos habitudes, même les pires (l'un des trois était alcoolique). Nous pouvons ajouter que l'un d'eux avait déjà été l'objet d'un internement antérieur et c'est à se demander si le désir de voir la France n'avait pas joué un certain rôle dans ses actes démentiels.

CHAPITRE II

LES SÉNÉGALAIS HOSPITALISÉS A MARSEILLE
Y MEURENT RAPIDEMENT

L'efficacité d'un traitement applicable aux noirs transférés à Marseille est donc illusoire, et tout espoir de guérison presque chimérique. Cela seul suffirait à juger la mesure qui a exilé ces déshérités pour leur procurer un soulagement qu'ils ne trouveront pas. Auront-ils du moins une compensation dans le maintien de leur santé physique? La statistique, encore et toujours, est là pour nous apporter sa décevante réponse.

Sur 72 entrées en dix ans, *38 décès*, c'est-à-dire 52 pour cent. En France la mortalité actuelle par tuberculose est de 13,8 pour 10.000 habitants. En ce qui concerne les aliénés, sur une population moyenne annuelle de 57.424 sujets, la proportion est de 672 décès par tuberculose, soit *117 pour 10.000*. Parmi les noirs de l'asile de Marseille, la même proportion annuelle s'élève au chiffre véritablement effarant *de 3611 pour* 10.000.

Y a-t-il donc eu durant cette période quelque épidémie meurtrière? Les Sénégalais décédés étaient-ils âgés ou malingres ? Ne sont transférés à Marseille que les aliénés dont l'âge ou la santé physique permettent de prévoir une longue survie. En effet, l'âge moyen des entrants de cette catégorie est de 33 ans. Quant à la cause de ces décès, elle tient en peu de lignes :

Causes des décès

Mort subite naturelle............... 1
Marasme vésanique............... 1
 id. sitiophobique........... 1
Escharre................... 1
Variole................... 1
Congestion cérébrale........... 2
Pneumonie............... 3
Pleurésie................ 1
Arthrite tuberculeuse........... 1
Tuberculose intestinale.......... 2
 — pulmonaire.......... 21

De ce tableau ressort avec évidence ce fait que la *tuberculose* à elle seule enlève les deux tiers de ces malheureux. Et ce ne sont pas là propos en l'air, mais bien des faits précis confirmés par les autopsies.

A noter en passant que rarement dans ces autopsies il nous a été donné d'observer ces lésions très avancées, cette fonte pulmonaire que l'on observe généralement sur les tuberculeux avérés. Chez nos sujets le plus souvent la cachexie tuberculeuse avait marché plus rapidement que la lésion pulmonaire. D'après un tableau récent de la mortalité par tuberculose dans les asiles de France, Marseille est parmi ceux où l'on peut constater les plus grands ravages. La présence de ces noirs n'est-elle pas une des causes de cette expansion du terrible fléau? Ne peut-on affirmer qu'ils constituent un foyer d'infection pour les asiles? Comme tous les aliénés, ils crachent moins peut-être que les autres individus, mais par contre il est impossible d'obtenir d'eux qu'ils se servent d'un crachoir. Ils répandent un peu partout leurs crachats, qui, desséchés, se mêlent aux poussières ; or, a dit un auteur, « l'ennemi c'est le tuberculeux qui crache ses bacilles ».

Il est du reste un autre mode de propagation du bacille de Koch, un peu spécial aux asiles, plus encore quand il s'agit des noirs. Nous voulons parler de la propagation par les selles tuberculeuses. Chez les aliénés européens, on peut encore tenter de ce côté quelques essais de prophylaxie ; chez les noirs il n'y faut pas songer. Refusant pour la plupart de coucher dans des lits, ils s'enroulent dans une couverture et s'endorment à même le parquet, d'où infection certaine et inévitable de la salle. Or, il est admis sans conteste, et cela depuis longtemps, que les excrétions intestinales contiennent le bacille de Koch, tout comme les produits de secrétion pulmonaire.

« Chez les phtisiques, disait déjà Laënnec, le poumon contient rarement seul des tubercules, presque toujours les intestins en présentent en même temps dans leurs parois où ils déterminent des ulcères qui deviennent la cause de la diarrhée coliquative, compagne de la phtisie pulmonaire » — « Le tuberculeux avéré émet par toutes ses sécrétions des germes tuberculeux » (Solles.)

La muqueuse intestinale, de l'aliéné surtout, est bien faite pour recevoir les germes tuberculeux. Sans doute l'intestin normal est un milieu défavorable au bacille de Koch, mais l'intestin de l'aliéné est au contraire un terrain de choix. Le système digestif de celui-ci est rarement intact. La vie sédentaire, la nostalgie, une alimentation nouvelle, occasionnent chez lui des troubles digestifs de tout genre et tout particulièrement des troubles intestinaux. L'entérite tuberculeuse est très fréquente chez lui, et cela s'explique aisément. La grande cause de cette affection, en dehors de l'absorption d'aliments tuberculisés (qui en vérité s'adresse à tous les individus), c'est l'auto-infection par les crachats. Comme tout aliéné, le noir crache peu et avale la plus grande partie de ses excrétions pulmonaires. Donc tuberculose plus fréquente chez les noirs et impossibilité de tout essai de prophylaxie, les noirs meurent rapidement et sont un danger pour les autres malades.

TROISIÈME PARTIE

APERÇU ÉCONOMIQUE DE LA QUESTION

Nous venons de montrer qu'au point de vue médical, c'est-à-dire au point de vue de l'intérêt supérieur des malades, l'envoi des noirs en France n'a donné et ne peut donner que des résultats déplorables. Restent donc des raisons économiques. La colonie a-t-elle intérêt pécuniaire à cet état de choses ?

Le gouvernement du Sénégal prévoit dans le contrat de 1897 une indemnité fixe pour chaque aliéné de 2 francs par jour, ci : 730 francs par an. Ajoutons à ce total les frais de transport du Sénégal en France, frais qui s'élèvent à 150 francs. C'est intentionnellement que nous passons sous silence le retour à la colonie, puisque la guérison, c'est-à-dire ce retour, est l'exception. La *durée moyenne de la survie des noirs confiés à l'asile de Marseille est de 27 mois.* Ces frais de transport constituent donc une dépense annuelle de 75 francs que nous pouvons ajouter à l'entretien de chaque aliéné soit donc un total de 805 francs Quelles seraient les dépenses nécessitées par l'entretien sur place de ces mêmes malades ? Les noirs sont accoutumés à une nourriture des plus simples, leurs vêtements mêmes sont des plus rudimentaires. Nous obtiendrons donc une moyenne de beaucoup supérieure à la réalité, si nous prenons pour base de nos calculs, le

prix de revient d'un aliéné français dans les asiles de la
métropole. Or à Marseille, ce chiffre est de 1 fr. 30 par
jour et par tête. Une somme totale de 175 francs suffit
donc à entretenir et soigner un aliéné à Marseille. Et il
s'agit là d'un établissement autonome, s'administrant par
ses propres revenus, ne pouvant compter sur aucun
secours du dehors, communal, départemental ou de l'Etat.
Et cet établissement est des plus prospères, son budget
se solde le plus souvent par un excédent. Il n'est donc
pas téméraire de soutenir que, sans obérer en rien ses
finances, la colonie du Sénégal pourrait édifier sur place
un établissement spécial. Nous savons bien qu'il faudra
compter avec l'amortissement du capital immobilisé dans
les constructions. Mais l'écart entre les prix de journée
est assez considérable pour suffire à cet amortissement,
sans grever plus lourdement le budget de la colonie.
L'intérêt du malade et celui de la colonie sont donc
d'accord en cela ; la colonie n'a aucun intérêt pécuniaire
à voir se perpétuer l'état de choses actuellement existant.

Vis-à-vis de l'établissement même sur lequel les noirs
sont évacués, la situation est identique. L'indemnité
allouée à l'asile est très sensiblement supérieure à l'indemnité accordée par les divers rouages administratifs à
nos aliénés français. Mais ainsi qu'il résulte de cette
étude, dès leur arrivée et durant les quelques mois que
ces malheureux survivent, ils doivent être soumis de
façon constante à une médication intensive qui grève
lourdement le budget de la pharmacie. Ces malades ne
peuvent être astreints à aucun travail ; ils nécessitent
une surveillance constante, et leur présence ne peut
qu'augmenter le nombre nécessaire de gardiens ; enfin,
rebelles, nous l'avons vu, à tout essai de civilisation et
atteints rapidement de tuberculose, ils contagionnent les

autres malades, ce qui élève encore d'autant les dépenses pharmaceutiques.

Ils sont aussi un objet d'effroi et de dégoût pour leurs camarades blancs. Certains groupes ethniques, en effet, et plus particulièrement les nègres, ont une odeur spécifique, qui peut diminuer avec les soins de propreté, mais ne disparaît jamais. Cette odeur est due surtout à l'abondance de la sécrétion des glandes sébacées, très volumineuses et nombreuses. Les noirs eux-mêmes en sont parfaitement conscients, paraît-il, et ils ont ce proverbe :
« Le Seigneur aime bien le nègre, il reconnaît le nègre à
» l'odeur. »

Cette antipathie entre blancs et noirs est d'ailleurs bien réciproque, les noirs refusant d'eux-mêmes tout contact avec leurs camarades européens. Par là encore, ils constituent une nouvelle source de dépenses pour l'établissement, car leur haine du blanc les entraîne à leur égard à des réactions violentes qui sont toujours, de part et d'autre, au détriment des vêtements.

L'Asile de Marseille a donc tout avantage à voir disparaître des malades encombrants, gênants et onéreux.

Les sentiments d'humanité et de pitié qui ont inspiré ce traité de 1897 ne semblent plus en rapport ni avec les données actuelles de la psychiàtrie et de l'assistance aux aliénés, ni avec l'essor prodigieux de la colonie depuis quelques années. Ce développement rapide de la colonie permet aujourd'hui, semble-t-il, ce qui n'était pas possible il y a dix ans.

QUATRIÈME PARTIE

OBSERVATIONS

(Service de M. le Docteur Alombert-Goget)

Observation Première

F... S..., née à Ségou (Niger); âge : 30 ans; sans profession connue ; culte : musulman; entrée le 14 mars 1904.

Certificat d'entrée : « Atteinte d'idiotisme. A été enfermée pour avoir mis le feu dans un village, bien qu'elle s'en défende. Tranquille. Sourit toujours. N'ayant de rapport avec personne. Toutes les fonctions de sa vie s'exécutent normalement.

» Le Directeur de l'Hospice Civil,

» *signé* : D'ANFREVILLE. »

16 mars. — Crâne petit et très asymétrique ; la partie antérieure paraît avoir pris un plus grand développement à droite, tandis que la partie postérieure s'est développée surtout du côté opposé. D'aspect robuste ; bonne santé physique antérieure d'après les renseignements fournis.

Depuis son arrivée à l'Asile, dort mal la nuit et *refuse*

de coucher dans son lit. Désordre des actes et de la tenue. Se déshabille sans cesse. Parle souvent seule et paraît en proie à des hallucinations de la vue et de l'ouïe. Impossible d'obtenir d'elle le moindre renseignement, car elle ne comprend absolument pas ce qu'on lui demande. Loquacité excessive.

Juin 1906. — Après une longue période d'agitation extrême, se calme peu à peu et présente de la dépression. A la loquacité antérieure a succédé un mutisme à peu près absolu. Malgré cela, réactions toujours violentes ; la malade demeure très dangereuse pour ses camarades. Elle ne paraît souhaiter qu'une chose, rester retirée dans un coin, et semble ne s'intéresser à rien de ce qui se passe autour d'elle.

Mars 1907. — État mental comme ci-dessus. Au point de vue physique : amaigrissement considérable.

Mai. — Appétit diminué. Température oscillant entre 38° et 40°. Soif vive, diarrhée, dyspnée très accusée, toux fréquente. Expectoration rare, crachats jaunes, opaques, non aérés.

Juin. — Cachexie. Température toujours élevée, diarrhée rebelle à toute thérapeutique, mictions irrégulières et toujours peu abondantes. On peut enfin tirer cette malade de l'isolement où elle était maintenue depuis que, dans une impulsion, elle avait mangé l'oreille d'une autre malade noire ; elle est tellement amaigrie et affaiblie qu'elle ne présente plus aucun danger pour personne.

A l'auscultation des poumons : au sommet gauche, craquements secs ; au-dessus, dans la fosse sous-épineuse, râles sous-crépitants, humides. A droite, souffle caverneux dans la fosse sus-épineuse ; au dessus, râles humides et craquements secs. Dans toute l'étendue des deux bases quelques rhonchus et de nombreux sibilants.

Mort le 23 juin 1907.

Autopsie pratiquée 24 heures après décès.

Cadavre très amaigri. A l'ouverture de la cage thoracique, difficulté d'extraire les deux poumons retenus aux côtés par des adhérences, intimes surtout au sommet. Au sommet *droit* la symphyse est tellement solide que le poumon est arraché malgré toutes les précautions et qu'une portion du parenchyme pulmonaire demeure dans la cage thoracique. Ce fragment représente la paroi externe d'une caverne du volume d'un œuf de pigeon. Au-dessous de cette caverne, nodules tuberculeux assez discrets en voie de ramollissement. Plus bas, nombreuses granulations miliaires. Tout en bas, signes d'emphysème. *A gauche*, granulations miliaires assez abondantes. Adhérences de la plèvre, surtout de la plèvre diaphragmatique.

Poids des poumons : droit, 600 grammes ; gauche 250 grammes.

Cœur, rien de particulier à noter.

Péritoine épaissi, surtout le grand épiploon. Adhérences surtout marquées avec la paroi abdominale antérieure.

Intestin : granulations et ulcérations, plus particulièrement au niveau de l'intestin grêle et du cœcum.

Nombreux ganglions de chaque côté de la colonne vertébrale.

Reins petits : 145 grammes et 140 grammes. Capsule propre, épaissie et scléreuse, adhérant fortement au tissu cellulo-graisseux péri-rénal.

Encéphale : adhérences de la pie-mère avec le cerveau. Liquide céphalo-rachidien très abondant. Corpuscules de Pacchioni très développés. Quelques traces d'adhérences de la dure-mère avec la boîte crânienne sur le trajet du sillon longitudinal supérieur. Cerveau petit, *décoloré :*

poids 900 grammes. L'hémisphère droit est de 75 grammes moins lourd que le gauche. Les circonvolutions présentent un aspect aplati ; ce manque de relief est surtout
notable au niveau des circonvolutions frontales et frontales ascendantes. La scissure de Sylvius est très élargie.
Cervelet normal, sans modifications dans sa forme ni
dans son poids.

Observation II

K... R..., née dans le Soudan français, pileuse ; culte
musulman, entrée le 3 novembre 1906.

Certificat d'entrée : « Manie chronique, marmotte cons-
» tamment des paroles sans suite et parfois se fâche con-
» tre les enfants qui la poursuivent dans la rue, au point
» de devenir dangereuse pour eux.

> » Le Directeur de l'Hôpital Civil,
>
> » *signé* : D'ANFREVILLE. »

Diagnostic à la quinzaine : « Entrée pour manie chro-
» nique, marmotte constamment etc., se montre calme
» et docile à l'asile. N'a présenté rien d'anormal, s'oc-
» cupe au ménage.

> » Le Médecin en Chef de la section des femmes,
>
> » *signé* : Dʳ ALOMBERT-GOGET. »

6 novembre. — Comprend quelques mots de français ;
on peut donc lui demander quelques renseignements, se
plaint d'avoir mal à la tête, mais s'exprime très mal et on
ne peut comprendre tout ce qu'elle dit. Fait tout son possible pour rendre service au personnel ; encourage ses

camarades, essaye de les calmer, bien que ne parlant la langue d'aucune d'elles. Est plutôt déprimée et peu expansive.

Décembre 1906. — Ne formule qu'un désir, qu'elle communique à tous ceux qui l'entourent pour qu'ils en préviennent le médecin : retourner dans son pays. Parle toujours très peu.

Février 1907. — Toujours même attitude ; renfermée en elle-même, demeure très docile, *N'a présenté jusqu'ici aucun signe extérieur bien marqué d'aliénation mentale.*

Juin 1907. — A l'affût des désirs du personnel qu'elle cherche à satisfaire le plus rapidement qu'elle peut ; s'efforce de calmer les malades qui crient ou se livrent à des actes anormaux. Demande sans cesse à retourner « au Sénégal ».

Novembre 1907. — Se trouve lasse, ne peut plus vaquer aux soins du ménage d'une façon continuelle comme par le passé.

30 septembre, — S'arrête souvent et paraît essoufflée à la moindre fatigue. Amaigrissement sensible. Appétit diminué, toux légère. Epistaxis. Apparition de la fièvre, 39°.

3 octobre. — Anorexie absolue, langue saburrale, quelques vomissements, pas de diarrhée, ventre souple. Frissons répétés. Température 39°5. A l'auscultation quelques râles de bronchite disséminés dans les deux poumons.

15 octobre. — La fièvre demeure élevée et varie entre 39° et 40°. Faciès grippé. Toux coqueluchoïde. Dyspnée intense. Pouls accéléré, expectoration muco-purulente. Sitiophobie. Photophobie. Séro-diagnostic négatif.

25 octobre. — Même état général. Stupeur. Ne répond plus aux questions qu'on lui pose ; paraît ne plus comprendre ce qui se passe autour d'elle.

A l'auscultation : signes d'induration aux deux sommets ; nombreux râles de bronchite et quelques frottements pleuraux.

28 octobre. — MORT dans l'adynamie.

Autopsie pratiquée vingt-quatre heures après décès. Cadavre peu amaigri.

Poumon droit : Poids 675 gram., adhérences nombreuses mais peu résistantes, siégeant surtout à la face antérieure ; congestion de la base. Granulations miliaires nombreuses dans tout le poumon, s'étendant même à la plèvre et aux ligaments du foie.

Poumon gauche : Poids 600 gram. Pas d'adhérences. Congestion de la base. Granulations miliaires, mais moins abondantes qu'à droite. Tandis que dans le poumon droit les granulations sont disséminées dans tout le parenchyme pulmonaire et sur le trajet des vaisseaux en particulier, à gauche on n'en observe guère qu'au voisinage de la plèvre.

Foie : Gros, contenant des granulations miliaires en grand nombre, disséminées dans tout le tissu hépatique. Poids : 1.400 gram.

Rate : Infiltrée elle aussi, poids, 180 gram. On trouve encore dans le médiastin de nombreux *ganglions hypertrophiés*. Plusieurs ont même subi la dégénérescence caséeuse et quelques-uns contiennent un liquide purulent.

Intestin : Rien de particulier.

Cerveau : Volumineux, 1.300 gram. ; congestion légère de tous les vaisseaux périphériques. Quelques adhérences de la pie-mère avec les lobes frontaux.

Observation III

A..., née à Carabane (Cazamence), âge : 35 ans ; profession : pileuse ; culte : musulman ; entrée le 3 novembre 1906.

Certificat d'entrée : « Démence ; constamment couchée,
» a des crises de mélancolie prolongées (cette femme, de
» race Diola, ne comprend aucune des langues parlées à
» Saint-Louis).

» Le Directeur de l'Hôpital civil,

» signé : D'Anfreville. »

Diagnostic à la quinzaine : « Entrée pour démence
» (constamment couchée, etc.) — Se promène de long en
» large dans la cour en faisant force gestes et parlant
» constamment. Se montre assez docile.

» Le Médecin en chef de la Section des femmes,

» signé : D' Alombert-Goget. »

6 Novembre. — Ici ne demeure pas couchée, même pendant la nuit, où elle reste assise sur le bord de son lit ; quand elle est trop lasse, elle s'enroule dans une couverture et dort sur le parquet de la salle. Paraît avoir des hallucinations de la vue et de l'ouïe. Parle sans cesse à voix haute et se livre à des danses bizarres et à des gestes désordonnés. Impossible de fixer son attention. Pendant qu'on lui parle semble regarder au loin et s'adresser à des êtres absents. Couverte de verroteries et de bibelots, colliers, bracelets, etc. Paraît beaucoup plus âgée que son âge.

Janvier 1907. — Même état, hallucinations persistantes ; parle nuit et jour. Désordre des actes. Désordre extrême de la tenue : *malgré la saison demeure en chemise et pieds nus dans la cour*. Assez docile cependant, ne se livre jamais à aucun acte de violence et obéit assez facilement au personnel.

Avril. — Amaigrissement sensible, même état mental.

Octobre. — Passe quelques jours à l'Infirmerie ; température peu élevée et courbes irrégulières : maximum 38°5. Repas irréguliers et peu abondants. Ne tousse pas. À l'auscultation (très difficile car on ne peut empêcher la malade de parler), obscurité respiratoire au sommet, accusée surtout à droite ; légère submatité.

Novembre. — Plus de température. Appétit redevenu à peu près normal, retourne dans sa division.

Décembre. — Rien à signaler.

3 Janvier 1908. — Devient gâteuse, pas de température. Diarrhée rebelle. On la place à la division des malades âgées.

14 Janvier. — Mort.

Autopsie pratiquée 24 heures après décès.

Poumon gauche : poids 420 grammes. Adhérences très nombreuses et résistantes. On ne peut retirer l'organe de la cage thoracique qu'en déchirant une partie du parenchyme pulmonaire. Nombreux foyers de la grosseur d'une noix de tissu sclérosé. Le poumon ne crépite pas, il est dur à la coupe ; sa teinte est moins rouge au niveau de ces foyers de sclérose que dans le reste de l'organe.

Poumon droit : 580 grammes. Comme pour le gauche, nombreux foyers de broncho-pneumonie chronique. Aspect caractéristique du poumon ardoisé.

Foie énorme, 1720 grammes. Dégénérescence grais

seuse, coloration plus pâle et consistance légèrement augmentée à la coupe.

Intestin : très fragile, se brise avec la plus grande facilité en détachant le mésentère et l'épiploon. Ulcérations dans l'intestin grêle. Vaisseaux très congestionnés sur plusieurs points de la surface de l'intestin.

Cœcum très court, ayant la forme d'un sac auquel on aurait pratiqué une petite ouverture pour faire communiquer la partie antérieure et la partie postérieure de l'organe.

Appendice développé d'une façon exagérée, de la grosseur du petit doigt et mesurant 18 centim. de longueur. La lumière du canal est normale et ce dernier contient un peu de sérosité louche.

Cœur : petit, 190 grammes. Dégénérescence graisseuse.

Encéphale. Poids du cerveau 1110 grammes. Anémié. Liquide céphalo-rachidien peu abondant. Adhérences nombreuses de la dure-mère à la boîte crânienne. Lobes frontaux accolés à la pie-mère, au point qu'il est impossible de les séparer sans détacher de petits fragments de substance corticale.

OBSERVATION IV

L. R..., née à Nioro (Soudan), âgée de 25 ans ; culte musulman. Entrée le 3 novembre 1906.

Certificat d'entrée : « Folie des grandeurs ; elle se dit
» la propriétaire du grand pont Faidherbe, et répète cette
» phrase constamment durant des heures entières. Ces
» crises se prolongent plusieurs jours pour disparaître de
» temps à autre. *Elle mange ses matières fécales.*

» Le directeur de l'Hospice civil,

» *signé* : D'ANFREVILLE. »

Diagnostic à la quinzaine : « Certificat d'entrée ci-
» dessus. Loquace et bruyante, assez-difficile à diriger.
» Veut accompagner le service médical. Fait beaucoup
» de gestes et fréquemment le salut militaire en disant :
» Pardon Docteur ». A table prend dans les assiettes des
» autres malades. Calme la nuit.

» Le médecin en chef de la section des femmes,

» *Signé*, Dʳ ALOMBERT-GOGET. »

6 Novembre. — Il est impossible de comprendre ce que
dit cette malade qui parle constamment mais ne connaît
pas le français. Ne se laisse pas diriger, paraissant dédai-
gner ceux qui veulent lui imposer leur volonté. Calme la
nuit, *mais ne veut pas coucher dans son lit et dort à terre*.
Cherche à attirer l'attention sur elle.

Décembre. — A son agitation a succédé un état de
dépression. Triste, demeure couchée dans un coin, ne
parlant à personne, n'élevant jamais la voix, la tête cachée
dans ses mains, ne se fâchant que lorsqu'on essaye de la
sortir de son isolement et de son silence. Par instant
paraît marmotter des prières.

Février 1907. — S'agite de nouveau. Parle brusquement. Désordre des actes et de la tenue. Frappe les autres
malades. Attitude de prière avec gestes extatiques et
loquacité ; semble réciter des litanies durant des heures
entières. Entre dans la plus grande colère lorsqu'on
essaye de la distraire de son occupation. De temps en
temps cependant s'adresse au personnel médical pour
l'implorer, *semblant lui dire qu'on lui fait du mal*.

Avril. — Devient de plus en plus violente et emportée
contre le personnel et les malades. On doit l'isoler.

Juin. — Mange irrégulièrement, amaigrissement considérable. Visage tiré, exprimant la souffrance et l'angoisse.

Août. — Ne parle à peu près plus.

Octobre. — Évacuée sur l'infirmerie, dépression très accentuée, pas de température. Diarrhée intense. *Montre sans cesse son côté droit paraissant en souffrir.* Se refuse à prendre tout ce qu'on lui prescrit. *Mictions rares* et peu abondantes. Ne tousse et ne crache pas. Très difficile à examiner, cherchant à mordre quand on veut faire un examen un peu complet.

A l'auscultation, quelques râles de congestion aux deux bases.

3 novembre. — MORT.

Autopsie pratiquée vingt-quatre heures après décès.

Cadavre très amaigri, état de cachexie extrême.

Poumons : Adhérence des deux plèvres. Poumon droit plus petit que le gauche ; poids : 450 grammes. Congestion de la base. Pneumonie chronique du lobe médian (poumon ardoisé). — *Poumon gauche :* poids 680 gr. Foyer de pneumonie chronique moins volumineux qu'à droite.

Cœur : Petit. Dégénérescence graisseuse. Muscle décoloré.

Péritoine : Inclusion dans le mésentère et l'épiploon de ganglions hypertrophiés, ayant subi pour la plupart un commencement de dégénérescence caséeuse.

Intestin : Ulcération de l'intestin grêle. A la palpation, on perçoit de nombreux petits craquements comparables à ceux produits par du sable comprimé entre les doigts.

Appendice : Très développé, de la grosseur du petit doigt, d'une longueur atteignant 9 centimètres.

Reins : Droit, petit, sclérosé ; poids : 115 grammes. Dégénérescence graisseuse avancée. Gauche ; poids :

280 grammes ; sclérose de la substance corticale. *Inclusion dans cette substance d'un calcul très volumineux (6 grammes) formé principalement de phosphate de chaux.*

Encéphale : Cerveau petit (900 grammes). Liquide céphalo-rachidien peu abondant. Adhérence de la dure-mère à la boîte crânienne tout le long du sillon longitudinal supérieur, impossible à détruire sans déchirure au niveau des corpuscules de Pacchioni. Adhérence de la pie-mère en plusieurs endroits avec la substance corticale. Les vaisseaux sont anémiés, leur coloration est peu accusée.

OBSERVATION V

S... A..., née dans le Soudan français, âgée de 30 ans, sans profession ; culte : musulman ; entrée le 3 novembre 1906.

Certificat d'entrée : « Manie chronique et folie des » grandeurs. Elle est princesse et son rang l'oblige à un » silence presque continu.

» Le directeur de l'Hôpital civil,

» *Signé :* D'ANFREVILLE. »

Certificat à la quinzaine : « Entrée pour manie chroni-» que, etc. Passe son temps à l'Asile, couchée nuit et jour » par terre, ne parlant à personne (on n'entend jamais le » son de sa voix), docile. »

8 novembre. — A son entrée, dépression très accusée. Cette malade reste 24 heures sans prendre de nourriture. Mutisme absolu, même avec ses camarades. Tranquille la nuit ; *mais refuse de coucher dans un lit.* Couche sur le

parquet sans retirer ses vêtements ; n'acceptant même l'hiver qu'une couverture pour se garantir. Ne veut même pas de matelas.

Décembre. — Mutisme toujours à peu près absolu, répond en entr'ouvrant à peine les lèvres, mais on n'entend pas ce qu'elle dit. Se désintéresse du monde extérieur, vit toute seule. Assez docile.

Février 1907 — Caractère très susceptible, n'aime pas qu'on s'occupe d'elle, qu'on s'approche trop. Se livrerait même à des actes violents pour faire respecter son isolement.

Avril — Amaigrissement assez accusé. Appétit irrégulier, demeure toujours à l'écart, ne s'occupe à rien et de rien. Tête baissée, attitude déprimée.

Juillet — L'amaigrissement s'accentue.

Décembre — Traits tirés ; état physique paraît instable quoique la malade ne se plaigne jamais. Ne tousse pas, mange peu et irrégulièrement. On n'a pas encore entendu le son de sa voix depuis son entrée à Saint-Pierre. Sa tenue est toujours demeurée assez décente ; elle porte volontiers ses robes à la façon des toges romaines. Indifférente et insouciante, passe son temps pelotonnée dans un coin et ne permet pas qu'on s'approche d'elle. Ne veut jamais manger la nourriture commune. On est obligé de recourir au lait et aux œufs.

CINQUIÈME PARTIE

COMMENT REMÉDIER A CETTE SITUATION

De cette courte étude résulte un fait indéniable, à savoir l'inutilité et le danger de l'internement en France des aliénés sénégalais. Il en ressort avec évidence cette nécessité, impérieuse pour la colonie, d'organiser l'assistance sur place de cette catégorie de ses habitants. Nous ne nous reconnaissons pas la compétence nécessaire pour trancher cette question ; il nous suffira de montrer que les autorités locales et le corps médical sont unanimes à regretter cette situation défectueuse. M. le Gouverneur du Sénégal a bien voulu nous donner en ces termes son appréciation :

« En ce qui concerne mon avis personnel sur l'oppor-
» tunité d'une modification à apporter à l'assistance aux
» malades en question, j'estime qu'il serait peut-être pré-
» férable de les traiter dans la colonie même, mais nous
» ne possédons pas pour le moment un établissement
» approprié à cet effet. »

D'autre part, voici l'opinion de M. le docteur d'Anfreville, médecin-directeur de l'Hôpital civil de Saint Louis :
« En ce qui concerne la création d'une colonie agricole,
» la question me paraît difficile à résoudre. Les condi-
» tions d'existence sont en effet bien différentes de celles

4

» d'Europe. Il n'y a guère de culture dans le sens où nous
» l'entendons. Le mil, l'arachide nécessitent des périodes
» de travail excessivement courtes, entre lesquelles aucun
» travail agricole n'est effectué, et il n'est guère possible
» du reste d'imposer un travail régulier, constant à des
» noirs. Puis qui les surveillerait ? D'autres noirs ? Il n'y
» faut pas songer. Des blancs non plus, à moins d'aug-
» menter le personnel et les frais dans des proportions
» considérables.

» Mon avis, qui est celui d'un grand nombre de prati-
» ciens ici, serait qu'un asile d'aliénés trouverait son
» utilité dans la colonie, et qu'à cause du nombre des
» déments, il aurait une clientèle assurée. Il y faudrait
» un spécialiste. »

Nous ne pouvons que laisser aux pouvoirs compétents
le soin de trancher cette question délicate au mieux des
intérêts de nos sujets sénégalais.

En terminant, qu'il nous soit permis d'adresser ici nos
plus vifs remerciements à M. le Gouverneur du Sénégal,
à M. le Docteur d'Anfreville et à M. le docteur Branzon-
Bourgogne, médecin-chef de l'hôpital colonial, qui se sont
empressés, avec la plus grande bienveillance, de mettre
à notre disposition tous les renseignements qui nous
étaient nécessaires.

Nous avions pensé pouvoir ajouter à ces documents
quelques indications sur la conduite des pays étrangers
vis-à-vis des aliénés de leurs colonies. La pénurie des
réponses que nous avons obtenues nous oblige à citer
simplement MM. les Docteurs S. Lykles (de Groningue)
et Henry Rayner (de Londres), que nous tenons à remer-
cier publiquement de leur empressement et de leur
amabilité.

Nous n'aurions garde d'oublier notre maître M. le Doc-

teur Alombert Goget, qui nous a inspiré le sujet de notre
thèse et nous a constamment témoigné la plus grande
bienveillance durant notre internat à l'asile de Marseille.

Merci enfin à notre camarade Abbès de la bonne grâce
avec laquelle il nous a aidé à recueillir les observations
de malades que nous donnons dans le cours de notre
modeste travail.

CONCLUSIONS

1° L'internement des aliénés sénégalais en France n'a pas donné les résultats heureux qu'en attendaient les signataires du traité de 1897.

2° Il y aurait donc lieu de modifier cet ordre de choses.

3° Tout semble indiquer que la colonie pourrait à peu de frais et dans de meilleures conditions organiser sur place l'assistance de ces aliénés.

APPENDICE

Projet de Traité avec le Sénégal

Entre M. le Directeur de l'Intérieur du Sénégal, agissant en vertu d'une délibération du Conseil général de cette colonie, en date du 25 décembre 1897, délibération dont copie est annexée au présent traité, d'une part ;

Et M. le Directeur de l'Asile public d'aliénés de Marseille, agissant en vertu d'une délibération de la Commission de surveillance du dit asile, en date du 1er mars 1897, approuvée par le Préfet des Bouches-du-Rhône, le 17 du même mois, d'autre part ;

Il a été arrêté et convenu ce qui suit :

Art. 1er. — Les indigènes de la colonie française du Sénégal, atteints d'aliénation mentale, seront admis et entretenus dans l'Asile d'aliénés de Marseille, moyennant un prix de journée de 2 francs par malade.

Le Directeur s'engage à assurer aux aliénés de la colonie du Sénégal tous les soins médicaux qui leur sont nécessaires, à pourvoir à leur nourriture, à leur entretien, à leur habillement, dans les conditions stipulées en faveur des aliénés entretenus à la charge des départements.

Art. 2. — Chaque aliéné transféré du Sénégal à l'Asile de Marseille, sera accompagné :

1° D'un ordre d'internement délivré par M. le Directeur de l'Intérieur de la colonie ;

2° D'un certificat individuel établi par un médecin de la dite colonie, constatant les particularités de la maladie et la nécessité de faire traiter le malade dans un Asile d'aliénés ;

3° D'une notice individuelle, mentionnant autant que cela sera possible, les noms, prénoms, âge, date et lieu de la naissance, culte, enfin tous les renseignements propres à établir l'état civil du malade ;

4° D'un certificat médical constatant qu'au moment de l'embarquement, il ne régnait dans le port d'embarquement aucune maladie contagieuse ni épidémique et que le malade lui-même ne présentait aucun symptôme de maladie épidémique ou contagieuse.

Art. 3. — A leur départ du Sénégal, les malades seront pourvus de vêtements convenables et suffisants pour les garantir contre les effets de la différence de température entre le climat du Sénégal et celui de la France.

Art. 4. — Les frais de traitement seront remboursés trimestriellement par l'Administration du Sénégal sur la présentation d'états, établis à la fin de chaque trimestre par l'administration de l'asile et approuvés par M. le Préfet des Bouches-du-Rhône.

Art. 5. — Tous frais accessoires, de correspondance, du transport au point de débarquement en entrant et inversement, en cas de sortie, les frais d'inhumation, seront à la charge de la colonie du Sénégal, et seront remboursés trimestriellement comme les frais de traitement sous la production d'états justificatifs, par un mandat sur la Trésorerie générale des Bouches-du-Rhône.

Art. 6. — En cas de décès, l'administration de l'asile pourvoira à l'inhumation dont le prix est fixé à 6 francs.

Art. 7. — En cas de sortie par guérison, le malade reprendra les effets indigènes qu'il avait en entrant à l'asile.

Art. 8. — Avis sera donné à la Préfecture des Bouches-du-Rhône et avis en sera adressé à M. le Directeur de l'Intérieur du Sénégal, qui sera également avisé de chaque décès.

Art. 9 .— En aucun cas les malades sortis ne pourront séjourner à Marseille. Il seront rapatriés aux frais de la colonie , et M. le Directeur de l'Intérieur du Sénégal désignera d'avance un port unique de débarquement pour tous les malades rapatriés.

Art. 10. — Le malade dont la sortie aura été ordonnée sera conduit par les soins de l'administration de l'Asile, à bord de l'un des bateaux qui font le service du Sénégal et confié aux soins du capitaine. M. le Préfet des Bouches-du-Rhône délivrera au nom et pour le compte de l'administration du Sénégal.

Art. 11. — Les frais du timbre et d'enregistrement du présent traité sont et demeurent à la charge de la colonie du Sénégal.

Art. 12. — Le présent traité est passé pour une période de 9 ans. Toutefois chacune des parties contractantes se réserve la faculté de le résilier au terme de la sixième année, en le dénonçant six mois à l'avance.

Art. 13. — Faute de dénonciation six mois avant l'expiration de la neuvième année, le traité sera renouvelé de plein droit pour une nouvelle période de 9 ans et dans les mêmes conditions.

Art. 14. — Le présent traité ne sera définitif qu'après avoir reçu l'approbation.

1° de M. le Préfet des Bouches-du-Rhône.

2° de M. le Gouverneur du Sénégal.

Fait en double à Marseille le cinq mai mil huit cent quatre-vingt-dix-sept.

Le Directeur de l'Asile.

LETTRE REÇUE DE M. LE DOCTEUR LYKLES DE GRONINGUE

Le 3 Décembre 1907.

Monsieur,

Il y a quelques jours que j'ai reçu de M. l'Inspecteur des Aliénés, du docteur Schuurmans Steekhoven, votre lettre du 19 septembre 1907, adressée à lui, dans laquelle vous le priez de vous raconter la conduite de la Hollande vis-à-vis des aliénés dans les colonies.

Moi, je suis ancien médecin-directeur des asiles des aliénés à Lawang (Java), rapatrié environ depuis 11 mois. C'est pour cela que M. Schuurmans Steckoven m'a adressé votre lettre.

Dans nos colonies, on traite tous les malades mentaux, natifs aussi bien qu'importés, dans deux grands asiles, l'un à Buitenyorg, l'autre à Lawang. Ces deux asiles sont tout à fait modernes, équipés avec toutes les ressources qu'on puisse souhaiter d'un point de vue psychiatrique.

Seulement, les malades dont la famille résidant en Hollande souhaite le retour, sont renvoyés par steamer....

LETTRE DU DOCTEUR RAYNER DE LONDRES

Le 24 Septembre 1907.

Monsieur,

La plupart de nos colonies ont leurs asiles ; ceux d'Australie sont particulièrement bien aménagés. La Guyane anglaise, les Indes occidentales, etc., tous traitent leurs aliénés dans leurs propres établissements et c'est toujours le meilleur système.

Les asiles sont généralement plus vastes qu'en Angleterre. Le climat, les occupations extérieures et la résidence au milieu de compatriotes parlant le même langage sont autant d'avantages...

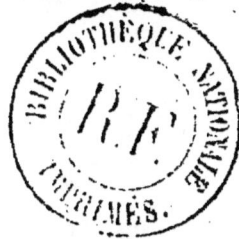

www.ingramcontent.com/pod-product-compliance
Lightning Source LLC
Chambersburg PA
CBHW070840210326
41520CB00011B/2291